JN123718

カラー

すぐわかる

救急ポータブル超音波診断入門

■ 監修 ■
阪本雄一郎

■ 著 ■
中山紫季

西村書店

◖はじめに◗

　ポータブルエコー(携帯型超音波診断装置)は，低侵襲で様々な現場へ携帯することが可能な医療機器です。以前より低侵襲な医療機器であるとともに多くの情報が得られることから聴診器のように活用する機器と考えられていたと思いますが，最近の機器の進歩によって，いよいよ「新たな聴診器」として様々な医療現場で活用されていると思います。また，ドクターカーやドクターヘリのような病院前診療の体制整備や在宅診療の拡充によって，病院以外の場所が診察現場となることも増えており，ポータブルエコーが活用される場面も増えていると考えられます。

　このような病院以外のスポーツや事故・災害などの現場の診察場面において，最低限確認すべきエコー所見の有無が現場でも容易にチェックできるポケット版の書籍があれば，非常に有益ではないかと考えております。ここで必要となってくるのは，様々な病態によって認められる実際のエコー所見です。

　この本は，現場で多くの病態に対して日々エコー検査を行っている熟練した検査技師が実際に描出したエコー所見を多く掲載しております。非常にわかりやすい画像を厳選しており，異常所見の特徴が確認しやすいように工夫しております。また，それぞれの疾病や病態に関する簡単な説明を加えて，臨床現場においてただちにすべき処置なども見開きで確認できるようにしております。

　ポータブルエコーを利用する機会は，今後ますます広がっていくと思います。エコー検査の初心者である若手医師・若手検査技師から専門診療科の医師，今後在宅医療においてみずから現場でポータブルエコー検査を行うベテランの医師まで，現場において確認すべき最低限の内容に関して記載しております。この本が，少しでもみなさまのお役に立てることを祈念いたしております。

阪本雄一郎

【目　次】

1章 ポータブルエコーの使い方

ポータブルエコー（携帯型超音波診断装置）は臨床現場において，どんな場面でも迅速に検査を行い，即時に必要な診断情報を得ることが求められています。このため操作はできるだけシンプルに設計されています。

ここでは一例として，フィリップス社製のポータブルエコーである Lumify（ルミファイ〈[1]〉）についての装置の操作法と特長について記載します。

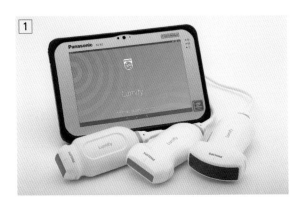

電源の立ち上げ

● ポータブルエコーのタブレットの電源を押して，装置を立ち上げます。
● その後，Lumify のソフトウエアを起動します。1 分以内で検査開始が可能です。

検査の開始

● ソフトウエアを立ち上げた後，検査の目的にあったプローブを接続します。一般的には，腹部および消化器系の検査はコンベックスプローブ，心臓および胸部系の検査はセクタープロー

ブ，血管および整形など表在系の検査はリニアプローブを使用
します。

● その後，目的検査のプリセットを選択して，Scan をタップして
検査を開始します。もし患者の情報を入力する際には，Create
Patient をタップして患者情報を入力してからスキャンを開始
します（2）。

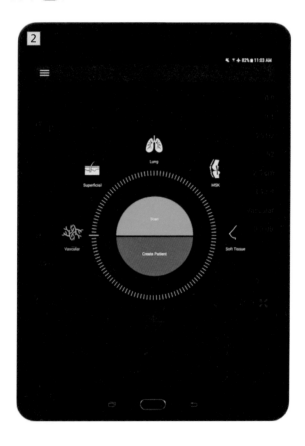

プローブの取り扱い

- プローブの一側にはマークがついており，このマークの方向と検査画面の P マークが同じ方向となります（3）。プローブの患者への接触部には，その間の空気をなくすため，十分にエコーゼリーをつけてください。

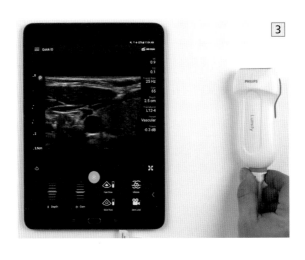

3

- なお，Lumify のプローブとタブレットをつなぐ USB ケーブルは簡単に交換が可能です。もしケーブルが断線した際には，予備のケーブルへの交換を行います。

検査時の基本操作

- プローブを患者へ接触させると検査画面に体内の画像が表示されます。Lumify では，画質の最適化を自動で行います。ただし，検査環境や部位に応じて画像の調整が必要となります（4）。
- 画面の拡大・縮小は，Depth（デプス）のデジタルダイヤルを上下することで調整できます。
- 画像の明るさは Gain（ゲイン）デジタルダイヤルを上下することで調整できます。
- 検査画像を保存する方法は静止画と動画の 2 種類があります。静止画を保存する場合には，最初に青色の雪の結晶マークのフ

リーズボタンをタップして，画像を静止させます。フリーズを
行うと，フリーズボタンをタップする前の数秒の画像が記憶さ
れており，その画像を供覧することができます。目的の画像を
表示させて Save Image（セーブイメージ）をタップすることで
静止画が保存されます。

動画の保存は Save loop（セーブループ）をタップします。タッ
プしてから動画の保存が開始され，一定の秒数の経過後，自動
的保存が完了します。

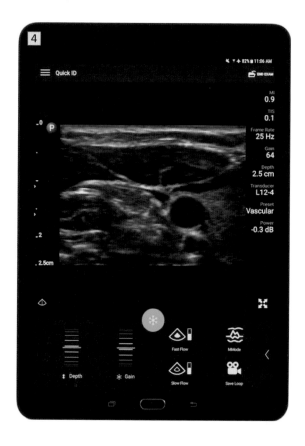

血流の流れの確認（カラーフロー）

- 超音波の検査では，患者の血管に流れている血流の流れを画像上で確認することがあります。このことを一般的にカラーフローと呼びます。
- LumifyのカラーフローはFast flow（ファーストフロー）もしくはSlow Flow（スローフロー）アイコンをタップすると，関心領域のボックスが表示され，血流の状況を確認することができます（⑤）。
- Fast Flowは早い血流の動脈，Slow Flowは遅い血流の静脈を優

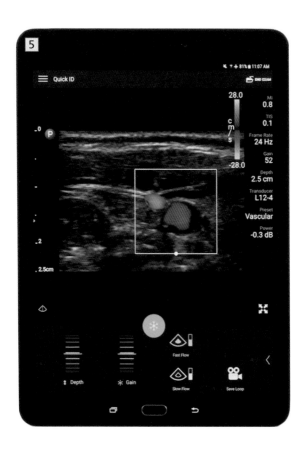

位に描出する設定となっています。

- 関心領域のボックスの操作についてですが，ボックスの位置は，ボックス内をドラッグすることで移動が可能です。ボックスのサイズはボックス内をピンチアウト・ピンチインすることで変更が可能です。
- その際の画像の拡大・縮小は，ボックス外の画像をピンチアウト・ピンチインすることで変更が可能です。
- ボックスの角度はボックス下にあるマークをドラッグすることで変更が可能です。
- カラーフローの状態で，ゲインのダイアルを調整すると，カラーの感度が変更されます。
- カラーフローを終える際には，カラーフローのアイコンを再度タップします。

検査の終了

- 一連の検査を終える場合は，画面右上の END EXAM（エンドエクザム）をタップします。

使用シーンと実際の画像

ポータブルエコーのメリットとデメリット

メリット

- どこへでも簡単に持ち運ぶことができる。
- メーカーによってはワイヤレスのものもあり，白衣の ポケットに入れることができるようなものもある。
- Wi-Fi 環境であれば，他のタブレット端末でもリアル タイムに画像を動画で共有できる（Lumify の場合）。

デメリット

- 画面が小さい。
- 画質が据え置きタイプに比べて劣る。
- 詳細な計測などが難しい。

ポータブルエコーの使用シーン

主に病院前診療と ER（院内）などで想定されるシーン

- スポーツや事故・災害などの現場や外傷が想定される現場での緊急性の判断のスクリーニング。
- 救急外来での心筋梗塞や大動脈解離，血管の閉塞などのスクリーニング。
- 院内急変の際の原因検索。
- 中心静脈路確保の際の使用。
- 集中治療室などでの輸液量の評価。

主に在宅診療で想定されるシーン

- 脱水の評価。
- 胸腹水の評価。
- 感染症のスクリーニング。
- 尿閉と無尿の鑑別。
- 尿道カテーテルの確認。

院内超音波診断装置とポータブルエコーの比較

　ポータブルエコーを使用して往診や在宅医療など，場所にとらわれずに診断しホームケアまでさまざまな患者のケアのシーンに適した診断を行う目的とするため，Lumify などのポータブルエコーは有用です。

　Lumify と院内使用の超音波診断装置と画像比較を行いました。

Lumify（PHILIPS）　　　　Aplio 400（Canon）

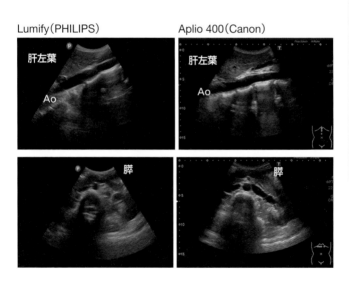

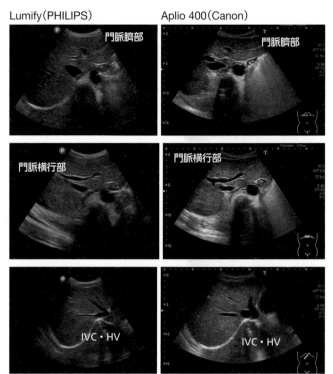

Lumify（PHILIPS）　Aplio 400（Canon）

門脈臍部　門脈臍部

門脈横行部　門脈横行部

IVC・HV　IVC・HV

IVC：下大静脈，HV：肝静脈

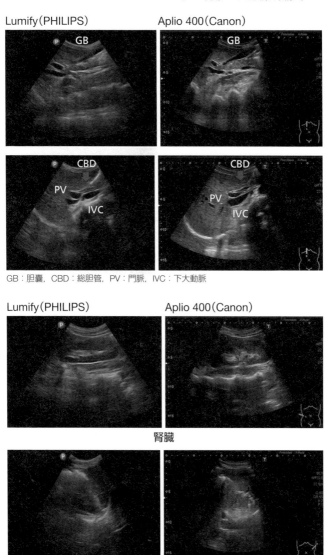

Lumify（PHILIPS）　　　Aplio 400（Canon）

GB：胆囊，CBD：総胆管，PV：門脈，IVC：下大動脈

腎臓

脾

3章 腎　臓

水腎症

- 水腎症とは，尿路の閉塞や尿の逆流により腎盂内圧が上昇し，腎盂・腎杯が拡張した状態をいう。
- 多くは上部尿路（腎〜尿管）閉塞が原因であることが多いが，下部尿路（膀胱〜尿道）が原因となることもある。
- 尿路の閉塞により発熱や尿路感染を伴う場合は，腎盂腎炎から敗血症へと重症化しやすく，超音波による早期診断は有用である。
- 両側の水腎症や単腎の水腎症では，急性腎後性腎不全となりうる。
- 水腎症の治療の原則は，尿路閉塞の解除と尿の逆流防止である。
- 尿路感染がある場合，高齢者や免疫抑制状態などリスクの高い症例では敗血症へ移行することがあるため，すみやかに泌尿器科へ紹介する。

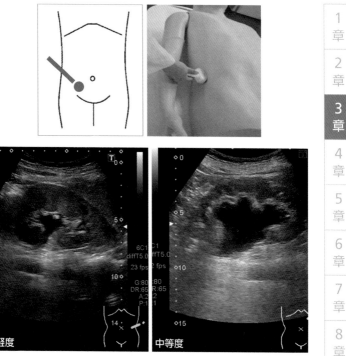

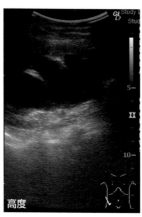

- 腎中心部高エコー内に無エコー域。
- 腎盂腎杯の拡張。

尿管結石

- 尿管結石は，尿中に溶解した状態で体外に排出されるべき物質が，何らかの要因によって結石を形成した状態である。

- 比較的小さい結石（1 cm 未満）は，自然排石されることも多い。尿管を損傷すると血尿になる。

- 1 cm 以上の結石では排石されず，尿管内にとどまることで水腎症をきたす。

- 症状としては，腰背部〜側腹部の鈍痛や嘔吐症状がみられることが特徴。

- 治療のポイントは，疝痛発作に対して，まず適切な鎮痛薬により疼痛のコントロールを行う。

- 1 cm 未満の結石は自然排石可能であることが多いため，排石促進薬を使用する。

- 1 cm 以上の場合や体外衝撃波結石破砕療法（ESWL）が可能な部位であれば，ESWL を行う場合がある。

- 1 cm 未満でも 1 カ月以上結石の下降がない場合は，ESWL または経尿道的尿管砕石術（TUL）を考慮する。

- 感染を伴う場合は抗菌薬を使用し，敗血症を伴うような場合は尿管ステントの挿入，または腎瘻を造設し，閉塞を解除する。

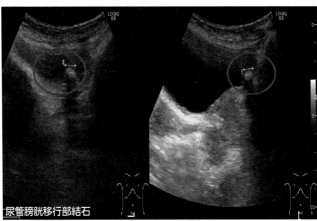

腎門部結石

尿管膀胱移行部結石

- 中心部高エコーより輝度が高い。
- 後方に音響陰影を伴う。

腎盂腎炎

- 腎盂腎炎は，尿路感染症のうち，上部尿路の感染性炎症を総称する疾患である。
- 膀胱から上行性に感染が波及するものがほとんどであるが，血行性のこともある。
- 患側の腰背部痛や発熱，嘔気・嘔吐などの全身症状が強い。
- 血液検査における左方移動を伴う白血球増加・CRP 上昇などの炎症所見，膿尿（尿沈渣で 5〜10 個/1 視野以上の白血球）の尿中細菌の検出によりなされる。
- 治療の基本は抗菌薬治療である。

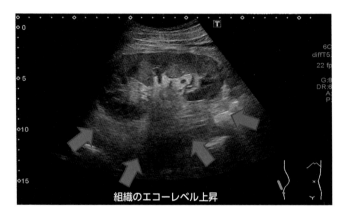

組織のエコーレベル上昇

- 腎腫大。
- 腎全体のエコーレベル上昇がみられる。
- 腎周囲の組織のエコーレベル上昇。

囊胞性腎疾患

- 囊胞性腎疾患は先天性と後天性に分けられるが，詳細は専門書にゆずる。本書では囊胞であると判断できることに重点を置く。
- 最も頻度が高い囊胞性腎疾患は，単純性腎囊胞である。
- 単純性腎囊胞は特に治療は必要ないことが多い。
- 囊胞感染は，すべての囊胞性腎疾患で起こりうる。囊胞個数が多く，囊胞容積が大きければ，発症のリスクが高い。閉鎖腔の感染で難治性となり，再燃することも多い。
- 治療には，①抗菌薬治療，②囊胞ドレナージ術，③外科的治療，がある。

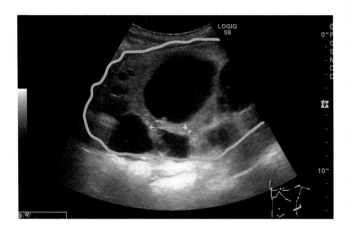

- 腎腫大を認める。
- 大小多数の囊胞を認める。
- 腎実質の菲薄化。
- 正常腎としての形状を認めないことが多い。

腎がん

- 腎がんは，腎尿細管より発生する腎実質の悪性腫瘍。
- 症状としては，血尿・疼痛・腹部腫瘤が3主徴とされてきたが，無症状で発見されることも多い。
- 在宅診療や施設での往診では，CTなどは容易にできない。半年〜1年の定期的な超音波で疑うことができれば，精査することへつながる。
- 鑑別としては，腎血管筋脂肪腫や腎膿瘍などが挙がる。
- 治療方針として転移巣のない場合は，手術による原発巣切除が基本である。
- 転移巣があっても，基本的にできるかぎり原発巣を切除してから全身療法を行うことが多い。

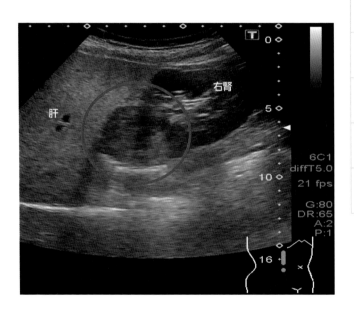

- 腎辺縁に突出していることが多い。
- 腫瘍内部は充実像で均一〜不均一像を示す。

4章 膀胱・前立腺

膀胱炎

- 膀胱炎には，急性膀胱炎と慢性膀胱炎がある。
- 単純性と基礎疾患を有する複雑性に分類される。
- 臨床症状は，頻尿・排尿時痛・尿混濁・残尿感・膀胱部不快感などで，通常，発熱は伴わない。
- 尿検査は診断に必須。
- 急性単純性膀胱炎は，成人女性に多い下部尿路感染症。
- 複雑性膀胱炎は，基礎疾患として悪性腫瘍や神経因性膀胱などがあることが多く，糖尿病などの感染しやすい状態であることも多い。
- 慢性膀胱炎には，結核性膀胱炎，放射線性膀胱炎，薬剤性膀胱炎，間質性膀胱炎などがある。
- 治療の目的は，感受性を有する抗菌薬を投与することである。
- 近年，キノロン耐性大腸菌，ESBL 産生菌による膀胱炎が増加しており，不必要な抗菌薬は控えた方がよい。

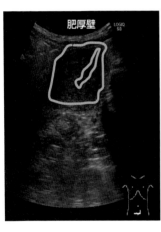
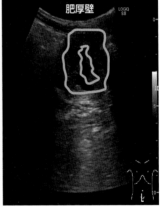

◆急性膀胱炎
- 平滑な全周性の壁肥厚。

◆慢性膀胱炎
- 内壁が不整な全周性の壁肥厚。

膀胱内沈殿物

- 膀胱内沈殿物は，種々の原因で生じる。在宅診療や高齢者などの施設において，尿閉や血尿などの患者には膀胱内沈殿物の有無は重要である。

- 尿閉なのか無尿なのかを判別するためにも超音波を使用するが，尿閉の場合は，沈殿物が確認されると尿道カテーテル挿入や導尿などで解除されるため，原因検索としても有用である。

- 血尿の場合は，血尿そのものの診断というよりは，血尿出現時に，凝血塊による膀胱タンポナーデになる場合があり，超音波による沈殿物が描出されれば，その可能性が示唆される。

- 治療としては，尿閉や血尿による膀胱タンポナーデでは尿道カテーテルを留置して閉塞を解除し，泌尿器科へ紹介する。

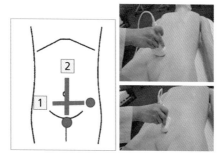

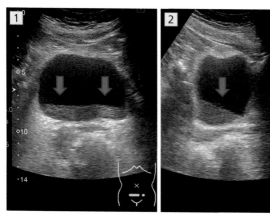

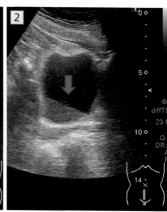

- 壁からの不整な隆起像を認めない。
- 体位変換により可動性あり。

尿道カテーテル（バルーン位置確認）

- 尿道カテーテルは，在宅医療や施設での挿入時にバルーンを膀胱内に描出することで，きちんと挿入できているか確認することができる。

- 基本的には，尿道カテーテルは可能な限り深部まで挿入し，バルーンを膨らませて引き戻すことでバルーンによる尿道損傷のリスクを低減できる。

- 超音波でバルーンが膀胱内にあれば，バルーンによる尿道損傷の可能性はきわめて低いと判断することができる。

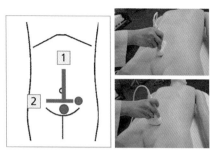

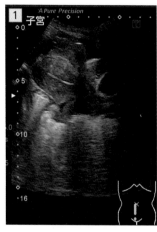

子宮

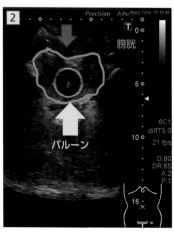

膀胱

バルーン

膀胱結石

- 膀胱・尿道結石は全尿路結石の約5%を占め，60歳以上の高齢者に多く，男女比は3：1である。
- 膀胱結石の成因は，腎結石が下降し膀胱内に停留，増大するものと，膀胱内で形成されるものがある。
- 膀胱結石の多くは残尿を生じる排尿障害（神経因性膀胱，前立腺肥大など），尿路感染症，尿道カテーテルなどが原因となる。
- 尿道留置カテーテルが頻回に自然抜去（バルーン損傷）する場合は，膀胱結石の可能性を考慮する。
- 治療は経尿道的に結石を破砕し，洗い出す砕石術が一般的である。
- 結石が大きく前立腺肥大症を伴っている場合には，恥骨上式前立腺摘除術も考慮する。

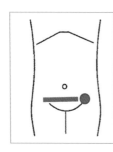
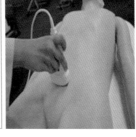

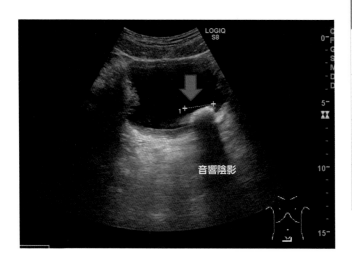

音響陰影

- 膀胱内に可動性を有する高エコー像。
- 音響陰影。

膀胱腫瘍

- 膀胱腫瘍は，尿路上皮がんがほとんどである。
- 良性腫瘍は 10%以下。男女比は 4：1 と男性に多く，50 歳以上に好発する。
- 無症候性血尿を主訴とすることが多い。上皮内がんのうち悪性度の高いものは膀胱刺激症状を伴うことが多く，膀胱炎との鑑別が必要となる。
- 尿細胞診は特異度は高いが，感度が低い。
- 超音波検査で腫瘤性病変を認めた場合や上記症状を認めた場合は専門医へ紹介する。
- 治療方針は，まず経尿道的膀胱腫瘍切除術（TUR-Bt）を行い，腫瘍の浸潤度を病理学的に確定する。

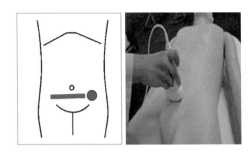

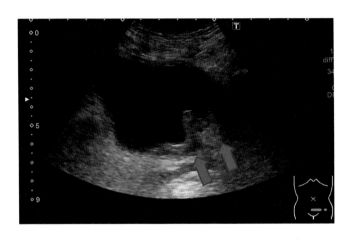

- 膀胱壁から内腔に突出する辺縁不整な充実像。
- 体位変換で可動性を認めない。

前立腺肥大

- 前立腺肥大とは，前立腺の良性過形成による下部尿路機能障害を呈する疾患と定義される。

- 前立腺腫大による機械的閉塞と，前立腺間質中の平滑筋収縮による機能的閉塞のいずれか，もしくは両者によると考えられる。

- 前立腺腫大・下部尿路症状・前立腺性下部尿路閉塞の3要素が診断に重要であるが，必ずしも診断においてすべて揃う必要はない。

- 尿閉，肉眼的血尿，膀胱結石，反復性尿路感染症，腎後性腎不全などの合併症を生じることがある。

- 感冒薬やアルコールなどが原因となり，排尿困難や尿閉をきたす可能性がある。

- 治療の目的は，下部尿路症状を軽減させ，QOLを改善することである。

- 基本的には薬物療法から開始となる。

- 尿閉に対しては導尿を行い，α遮断薬，カテーテル抜去，間欠導尿などを行う。

- 薬物療法が不十分な場合や中等度以上の症状や合併症をきたした場合には，外科的治療を考慮する。

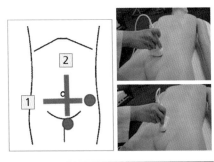

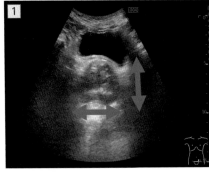

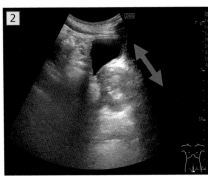

- 膀胱充満時に，左右径 40 mm 以下。
-                前後径 30 mm 以下。
-                上下径 30 mm 以下。

5章 肝 臓

腹 水（肝硬変）

- 腹水は，慢性肝疾患の終末像である非代償性肝硬変における，肝機能の低下により浮腫，肝性脳症，黄疸，出血傾向などに伴う肝不全症状の1つである。
- 肝硬変では，低タンパク血症と門脈圧亢進から腹水が出現する。
- 肝硬変の病期分類として Child-Pugh 分類が汎用されているが，その評価項目として腹水がある。
- 治療としては，利尿剤投与から始める。
- 難治性腹水に対しては，腹水穿刺排液などを行う。

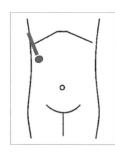
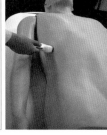

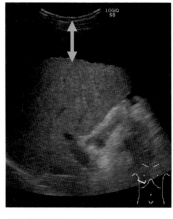

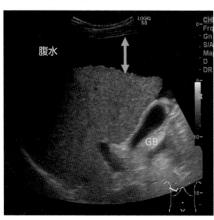

- 腹腔内に無エコー域。
- 下腹部では小腸浮遊像。

肝嚢胞

- 肝嚢胞は，先天的には，常染色体優性多発性嚢胞腎と呼ばれる疾患において腎臓に多くの嚢胞が形成されるが，それに付随するかたちで肝臓にも嚢胞が形成される。

- 後天的には，エキノコックスと呼ばれる寄生虫により生じる。この種類の寄生虫には，犬やキツネなどとの接触によって感染する。その他，外傷や炎症性疾患，がんなどが原因となることもある

- 特に症状を認めず，がんや寄生虫感染などの懸念がない場合には，治療が行われず経過観察となる。

- 肝嚢胞によって腹痛や出血が生じている場合や，寄生虫やがんなどが原因であると考えられる場合には，嚢胞内部の液体成分を排泄するドレナージ処置や切除術などが検討される。

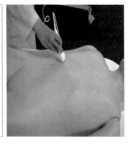

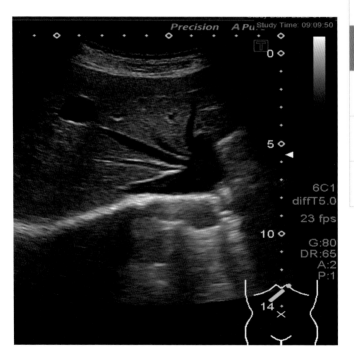

- 内部は無エコー。
- 辺縁は平滑。
- 境界明瞭な円〜類円形の腫瘤である。
- 後方エコー増強隔壁を認めることがある。
- 充実部を有さない。

肝膿瘍

- 肝膿瘍は細菌が肝内で増殖し，膿瘍を形成した状態である。

- 主な原因は，総胆管結石など胆道系疾患に伴う胆道系感染，消化管疾患からの経門脈性感染，肝がん治療後の感染がある。

- 早急に診断し治療を開始しなければ，敗血症など致命的になる疾患である。

- 高熱があり，肝の圧痛があれば本疾患を疑う。

- 起因菌の多くは，肺炎桿菌，腸球菌，大腸菌，嫌気性菌といった腸内細菌由来であるため，それらをカバーしたペニシリン系かセフェム系の広域抗菌薬で胆汁移行性がよいものを選択する。

- 膿瘍径が 2 cm を超える場合は，超音波ガイド下経皮経肝膿瘍穿刺ドレナージの適応となりうる。

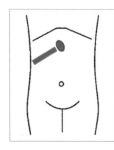 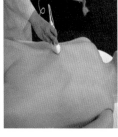

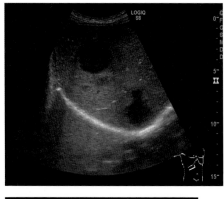

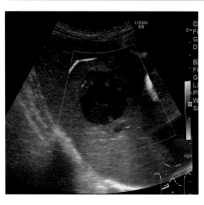

- 肝右葉に多発することが多い。
- 周囲との境界は明瞭～不明瞭。
- 内部不均一エコー。
- 経過観察によって内部の様子が変化する。

肝細胞がん

- 肝細胞がんは原発性肝がんの約 95%を占める。
- 肝細胞がん患者の約 80%が肝炎ウイルス感染例。
- 約 20%は HBs 抗原陰性かつ HCV 抗体陰性の非 B 非 C 型である。80%以上で慢性肝疾患(肝硬変,慢性肝炎)を背景としている。
- 治療は根治性を考慮して,肝切除が第一選択となる。3cm 以下の場合は,ラジオ波焼灼療法(RFA)も選択可能である。

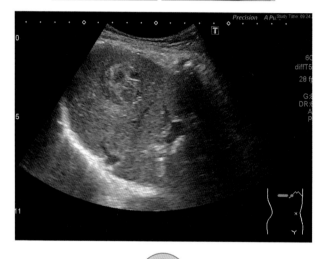

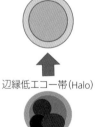

辺縁低エコー帯(Halo)

mosaic pattern

- 周囲に低エコー帯(ハロー〈Halo〉)を伴う。
- 内部低エコー領域と高エコー領域の混在(モザイク像〈mosaic pattern〉)。

うっ血肝

- うっ血肝は，中等度または重度の右心不全によって中心静脈圧が上昇し，その圧が下大静脈と肝静脈を介して肝臓に伝わることによって生じる。
- 大半の患者は無症状。
- 中等度のうっ血では，右上腹部の不快感および圧痛を伴う肝腫大が生じる。
- 重度のうっ血では，巨大な肝腫大と黄疸が生じる。

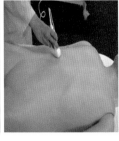

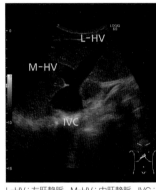

L-HV：左肝静脈，M-HV：中肝静脈，IVC：
下大静脈

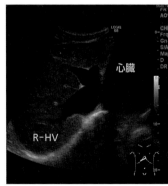

R-HV：右肝静脈

● 下大静脈および肝静脈の拡張を認める。
● 呼吸性による径変化は失われる（吸気に径の虚脱はみられない）。

転移性肝がん

- 転移性肝がんは，肝臓以外の臓器に発生したがんが肝臓に転移した腫瘍である。
- ほとんどのがんが肝臓に転移する可能性がある
- 腫瘍マーカー測定・各種画像診断による術後経過観察により，発見・診断されることが多い。
- 転移性肝腫瘍が原発腫瘍に先行して発見されることもある。
- 原発がんによって治療方針が異なるため，専門科への早期の相談が必要である。

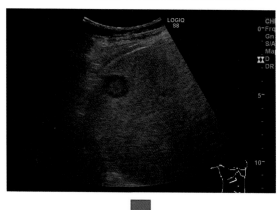

厚い辺縁
低エコー

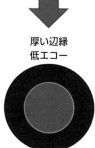

● 多発性で比較的大きさが揃っている。
● ブルズアイサイン(bull's eye sign)(辺縁には厚い低エコー帯)。

門脈血栓症

- 門脈血栓症は，肝硬変を伴わずに門脈圧亢進症の症状がある場合や肝機能または酵素に軽度の異常があり，凝固亢進性の疾患などの危険因子がある場合に疑う。

- 要因は，手術（例：脾臓摘出術），凝固亢進状態（例：妊娠，骨髄増殖性疾患，プロテインC欠乏症，プロテインS欠乏症），がん（例：腎がん，副腎がん，膵がん，肝がん），外傷などである。

- 治療としては，抗凝固療法がある。完全に閉塞した血栓症では有効性は限られ，IVRによる治療が必要となる。

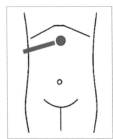
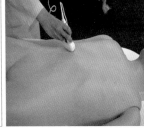

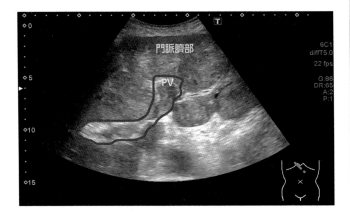

- 門脈内に充実性エコー像がみられる。
- 門脈血栓が疑われる。

6章 胆道系・膵臓

急性胆嚢炎

- 急性胆嚢炎は胆嚢に生じた急性の炎症性疾患である。
- 原因の90%以上は胆嚢結石であり，結石の嵌頓による胆嚢管閉塞と胆嚢内胆汁うっ滞に引き続き胆嚢粘膜の障害が起こる。
- 急性無石胆嚢炎は，手術，外傷，長期のICU滞在，感染症，熱傷や経静脈栄養などが原因となる。
- Murphy徴候（胆嚢を手で圧迫すると痛みのため呼吸が途中で止まる），または右上腹部の腫瘤触知・自発痛・圧痛を認める。
- 全身炎症所見：発熱，または炎症反応所見。
- 特徴的画像検査所見：胆嚢腫大，胆嚢壁肥厚，嵌頓結石，デブリエコー，胆嚢周囲滲出液貯留。
- 絶食・輸液・抗菌薬投与など基本的な治療を開始し，原則は胆嚢摘出術である。

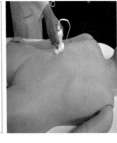

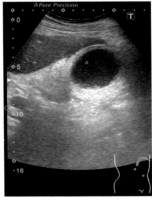

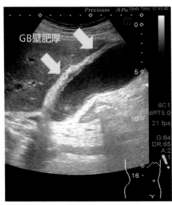

GB：胆嚢

- 胆嚢腫大（緊満感）。
- 胆石，胆泥（debris）の貯留。
- 壁肥厚。

慢性胆嚢炎

- 慢性胆嚢炎は，胆石および過去の急性胆嚢炎が原因で発生する。
- 胆石が間欠的に胆嚢管を閉塞させ，胆道仙痛が繰り返し発生する。
- 胆嚢の著明な炎症を伴うとは限らず，炎症の範囲は胆道仙痛の程度や頻度とは相関しない。
- 上腹部に圧痛を認めることがある。
- 発熱は通常みられない。
- いったん発症すると，再発する可能性が高い。
- 治療としては，症状の再発とさらなる胆道系合併症を予防するために手術の適応となる。

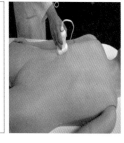

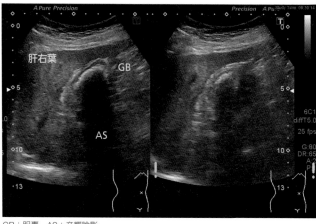

GB：胆囊，AS：音響陰影

- 胆囊萎縮。
- 全周性の壁肥厚（不均一）。
- 胆囊壁の輝度が上昇する。
- 胆石や胆泥を伴うことが多い。

胆嚢がん

- 胆嚢がんは，がんが胆嚢壁内にとどまる段階では症状に乏しく，腹痛や黄疸などの症状により発見されるときには進行がんであることが多い。

- 検診の腹部超音波検査や胆石症として行われた胆嚢摘出術により，偶然発見される例も多い。

- 胆嚢ポリープが 10 mm 以上かつ増大傾向を認める場合，また大きさにかかわらず広基性である場合には胆嚢がんの頻度が高く，手術適応と考えられる。

- 胆嚢がんにおける胆石合併率は 50〜80％と高いが，胆石症が胆嚢がん発生の危険因子として確立されてはいない。

- 外科的治療も考慮されるが，多くの場合，進行がんで発見されるため，対症的に治療する。

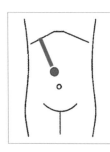
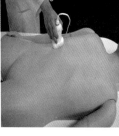

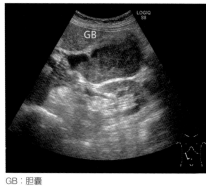

GB：胆嚢

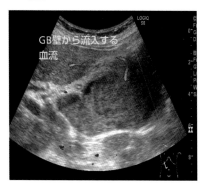

- 広基性で不均一な胆嚢壁肥厚。
- 胆嚢内に辺縁不整な腫瘤形成。
- 可動性を認めない。

慢性膵炎（膵管拡張・膵石）

- 慢性膵炎は膵臓の内部に不規則な線維化，細胞浸潤，実質の脱落，肉芽組織などの慢性変化が生じ，進行すると膵外分泌・内分泌機能の低下を伴う病態である。

- 成因の約70%はアルコール性であり，喫煙とあわせて生活習慣病的な側面がある。

- 代償期は血中膵酵素の上昇を伴う繰り返す腹痛発作，非代償期では腹痛は軽減し，下痢・脂肪便といった消化吸収障害と膵性糖尿病が前面に出てくる。

- 脂肪便が出現するようになると，低栄養状態となり，微量元素や脂溶性ビタミンの吸収障害が問題となる。

- 治療としては，①断酒・禁煙，②食事指導・栄養管理，③薬物療法（疼痛コントロールなど），④膵性糖尿病のコントロール，⑤膵石・膵管狭窄に対する内視鏡的治療や手術，がある。

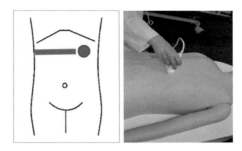

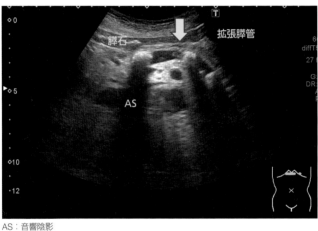

AS：音響陰影

◆膵の萎縮

- 膵輪郭の不規則な凹凸。
- 膵管内に音響陰影を伴う膵石。
- 膵管拡張。

総胆管結石

- 総胆管結石は総胆管原発の結石，胆嚢結石の落石，肝内結石の落下による3種類がある。
- 総胆管結石の10%程度が胆嚢結石の落下によるもの。
- 黄疸，腹痛を伴う急性胆管炎を発症するリスクが高い。
- 疑った場合は，血液・生化学検査，エコー，CTあるいはMRCP(MR胆管膵管撮影)を行う
- 生化学検査ではγ-GTP，ALP，AST，ALT，総ビリルビン値が上昇することが多い。
- 診断したら，無症状でも積極的に治療するため，治療できない施設の場合は，治療できる施設へ紹介する。
- 治療の第一選択は，内視鏡的乳頭切開術(EST)および経胆管結石除去術である。

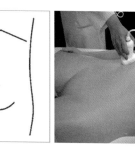

1 章
2 章
3 章
4 章
5 章
6 章
7 章
8 章

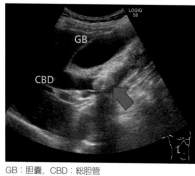

GB：胆嚢，CBD：総胆管

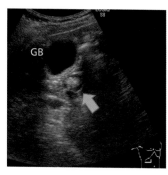

- 肝外胆管内に強いエコー像。
- 音響陰影は胆嚢結石より弱い。
- 可動性を認めることもある。
- 胆泥を伴うこともある。

肝内胆管拡張（黄疸と右季肋部痛）

- 肝内胆管拡張とは，肝臓の中にある細い管の肝内胆管が，通常時よりも拡張している状態。

- 右季肋部痛や黄疸といった症状がある場合は，肝内胆管拡張の有無を確認する。

- 肝内胆管の拡張がある場合は，閉塞性黄疸の病態を評価する必要がある。

- 閉塞性黄疸をきたすということは，肝臓でつくられて十二指腸へ分泌されるはずの胆汁が，その経路（胆道）の閉塞で滞った状態である。

- 閉塞性黄疸の原因は，主に結石と腫瘍である。

- 緊急で処置が必要となるため，専門診療科へコンサルトする必要がある。

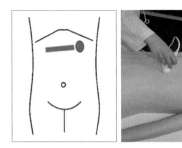

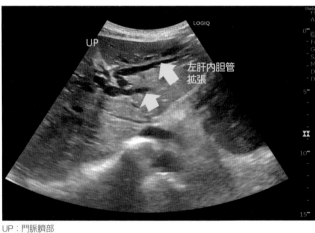

UP：門脈臍部

- 門脈に沿って走行する拡張した肝内胆管。
- 閉塞起点の精査が必要である。

7章 心臓・血管系

頸静脈内カテーテルと頸静脈内血栓

- 頸静脈内カテーテルは，末梢静脈路が確保できない場合や高カロリー輸液を行う際に必要である。
- カテーテル挿入時に頸静脈に挿入できているかの確認は，血管の走行に沿ってカテーテルが描出される。
- 頸静脈内血栓は，中心静脈カテーテル留置患者では発症のリスクが高く，そのことを念頭におく必要がある。
- 血栓の成因として，血管内皮障害，血流のうっ滞・停滞，血液凝固能の亢進の Virchow の 3 要素がある。
- 頸静脈内血栓は，頸静脈内カテーテルによって血管内皮の損傷や炎症反応の惹起，カテーテル留置による血流停滞や乱流が原因で生じた医原性の血栓である。

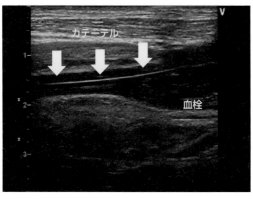

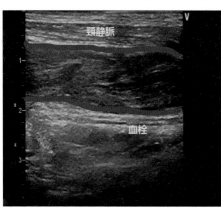

- 頸静脈内に線状高エコー（カテーテル）。
- カテーテル周囲に充実像（血栓）を認める。

1
章

2
章

3
章

4
章

5
章

6
章

7
章

8
章

胸　水

- 胸水は胸膜腔内における体液の貯留である。

- 胸水には複数の原因があり，基本的には漏出液または滲出液に分類される。

- 無症状の漏出液は治療の必要はない。症状のある漏出液およびほぼすべての滲出液には，胸腔穿刺，胸腔ドレナージ，胸膜切除術などが必要となる。

- 漏出性胸水は静水圧の上昇および血漿膠質浸透圧の低下がある程度組み合わさることで生じる。心不全が最も一般的な原因であり，腹水を伴う肝硬変や低アルブミン血症も多い。

- 滲出性胸水は，毛細血管透過性の亢進を引き起こす局所的変化により，体液，タンパク質，細胞，およびその他の血清成分の滲出をきたすことで生じる。原因は多数あり，最も一般的なものは，肺炎，肺塞栓症，悪性腫瘍，ウイルス感染症，結核などである。

- 血胸は胸膜腔内の血性の体液で，外傷に起因するものや，凝固障害の結果として出現するもの，主要血管の破裂の後に生じる場合などがある。

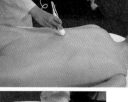

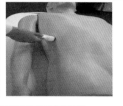

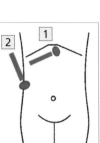

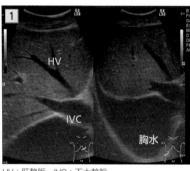

HV：肝静脈，IVC：下大静脈

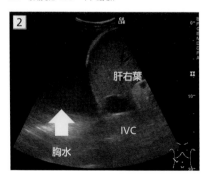

- 横隔膜上にある低エコー域。
- 胸水内を動く肺組織などが見えると胸水の可能性がより高くなる。

脱水・出血（循環血液量の減少）の評価

- 脱水の評価には皮膚ツルゴールなどの指標があり，輸液量は尿道カテーテル留置による尿量測定といった評価法があるが，侵襲のない超音波検査も有用である。

- 出血の評価では，外傷などで大量出血をきたしている場合などで必要である。

- 下大静脈（IVC）径を評価することで，循環血液量が減少しているかを評価することができる。

- 高齢者などの施設や在宅診療において，脱水により輸液が必要となることは多く，脱水の評価や必要輸液量の評価は重要である。

- 病院前診療や救急外来などでは，外傷による出血の評価にも有用である。

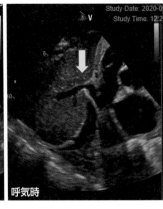

◆**評価方法**
- 下大静脈(IVC)10 mm 以下の場合は，循環血液量の減少を疑う。
  - ＊ただし，正常値は体型などで個人差が大きいため評価には注意が必要。

◆**計測方法**
- 心窩部アプローチ矢状断面で IVC を描出。
  右房入口部から約 2 cm 遠位側で呼気時の最大径を計測。
  ＊探触子で圧排しすぎると IVC が潰れてしまうので注意する。

心拡大

- 心拡大は心疾患の存在を示唆する。心臓は機能が低下すると心臓の内腔が拡大して，低下した機能を補おうするからである。
- 心筋の肥大があったり，心嚢液が貯留していると胸部X線で心拡大を認める。
- 在宅診療や病院前診療，救急外来では，簡易的なスクリーニングとして心拡大の有無を確認する程度の超音波検査手技であっても有益である。

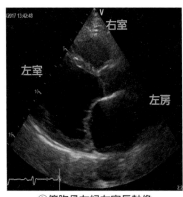

①傍胸骨左縁左室長軸像

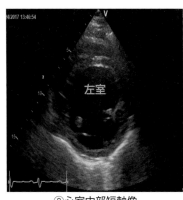

②心室中部短軸像

◆ **正常値**
● 左室拡張末期径：50±4 mm（男性）。
　　　　　　　　　45±4 mm（女性）。
● 左房径：40 mm 未満。
● 右室流出路径：20〜30 mm。

◆ **描出方法，計測方法**
①胸骨左縁の第 4 肋間付近：左室径は僧帽弁弁尖先端レベルで計測する。
②①の状態でプローブマーカーを患者の左肩方向に 90 度程度回転させる。

肺高血圧症

- 肺高血圧症とは，右心カテーテル検査で測定した安静時の平均肺動脈圧が≧25 mmHg，および肺動脈楔入圧（肺毛細血管楔入圧）が正常（≦15 mmHg）であることと定義される。

- 肺高血圧症は，肺循環における血圧の上昇であり，二次性の原因が数多く存在する。

- 肺高血圧症では肺の血管が収縮，閉塞し，重症例では，右室への過負荷および右室不全を引き起こす。

- 症状は，労作時呼吸困難であり，胸部不快感および失神がみられることもある。

- 肺高血圧症の原因となる疾患の治療が重要である。

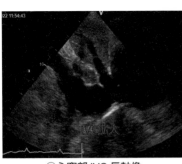

①心窩部 IVC 長軸像

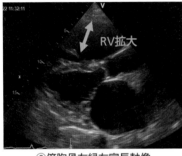

②傍胸骨左縁左室長軸像

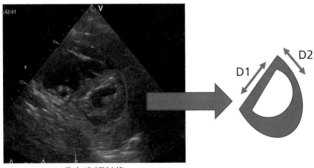

③左室短軸像

◆評価方法

①呼気時下大静脈(IVC)径拡大(20 mm 以上)。

　呼吸性変動なし(変動率 50%未満)。

②拡張期右室(RV)径／拡張期左室径≧1。

③D1/D2＞1(D-sharp 像)。

心嚢液貯留

- 心嚢液貯留は原因として細菌やウイルスなどの感染に伴って，時に心膜炎を起こし炎症性の成分液が心嚢内に貯留したり，全身性エリテマトーデスでも心膜炎を発症し心嚢液が貯留することがある。
- 液体が徐々に貯留する場合，心拍出量が障害される前に心膜が伸展して容量が最大で 1～1.5 L になりうる。
- 心嚢内の液体が心室充満を阻害し，心拍出量減少から致命的になりうる。

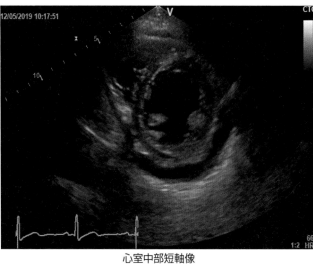

心室中部短軸像

◆評価方法

【貯留量】

正常～ ごく少量	少量	中等量	多量
● 拡張期に5 　mm未満 ● 左室後壁側 　に収縮期の 　み	● 拡張期に10 　mm未満 ● 左室後壁か 　ら心尖部	● 拡張期に20 　mm未満 ● 全周性で右 　室側に10 　mm未満	● 拡張期に20 　mm以上 ● 全周性に10 　mm以上

心タンポナーデ

- 心タンポナーデは，心室充満を障害するほどの量および圧力の，心嚢内の液貯留である。
- 古典的には，①低血圧，②心音減弱，③静脈圧上昇（例：頸静脈怒張）の Beck の三徴が知られている。
- 外傷における心タンポナーデの最も頻度の高い原因は，乳頭より内側（前方の創傷）もしくは肩甲骨（後方の創傷）より内側の穿通性創傷である。
- 急性期の内因性疾患としては，心筋梗塞後の心破裂や大動脈解離に伴ってみられることがある。
- 心タンポナーデ解除のため，可及的に超音波検査機器を用いて心嚢穿刺を行う。

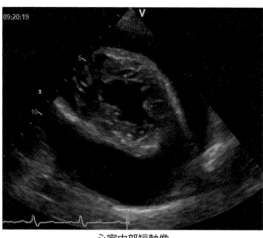

心室中部短軸像

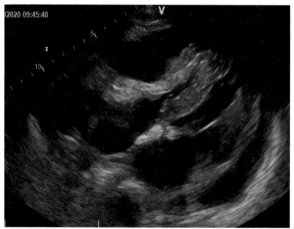

心窩部四腔像

◆ 評価方法

- 多量の心嚢液貯留（拡張期に 20 mm 以上，全周性に 10 mm 以上）。
- 右房壁の拡張末期〜収縮早期に陥凹，右室壁自由壁の拡張早期に陥凹。
- 振り子様の運動。

大動脈解離

- 大動脈解離は，大動脈の内膜に亀裂が生じた結果，壁内に侵入した血液により中膜が2層に剥がれた状態である。

- 本来の腔を真腔，新たに生じた腔を偽腔，両腔の隔壁をフラップという。

- 上行大動脈の解離の有無で，Stanford A 型，B 型に分類する。

- 急激な胸背部痛で発症するが，解離の進展に伴い疼痛部位が移動することも特徴である。

- 心エコーでフラップ(flap)を確認できれば，診断できる。あわせて心嚢液貯留の確認も重要である。

- 確定診断には，造影 CT が必要である。

- 急性 stanford B 型は安静降圧療法となる。急性 stanford A 型は緊急手術となることが多い。

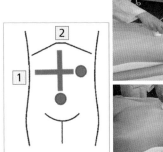
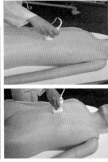

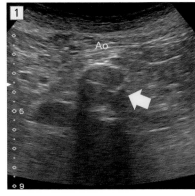

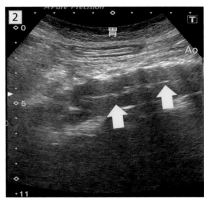

- 腹部大動脈内腔に線状高エコー（フラップ）。
- フラップの可動性の有無。

8章 外傷と体表

FAST

- FAST(focused assessment with sonography for trauma)とは，外傷の初期診療における迅速簡易超音波検査法のことである。

- JATEC(Japan advanced trauma evaluation and care)では，特に循環の異常(C：circulation の異常)を認める傷病者に対して，心嚢腔，腹腔および胸腔の液体貯留(出血)の有無の検索を目的として行う。

- 心膜腔，モリソン窩，右胸腔，脾周囲，左胸腔，ダグラス窩の順に，液体貯留の有無を検索する。

- 最初に異常がみられなくても，時間をおいて反復して施行することが重要である。

- ①心膜腔 ⇒ ②モリソン窩 ⇒ ③右胸腔 ⇒ ④脾周囲 ⇒ ⑤左胸腔 ⇒ ⑥ダグラス窩。
  ＊患者は仰臥位のままで実施。

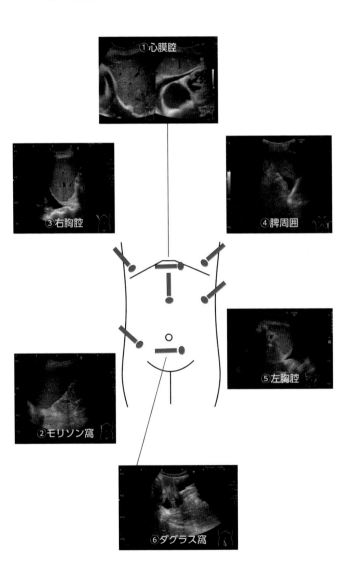

アキレス腱断裂

- アキレス腱断裂は，基盤に腱の変性が存在する。
- 変性腱に過負荷がかかり，断裂すると考えられる。
- 症状は，アキレス腱の疼痛とつま先立ちが不能となる。
- 腹臥位で下腿三頭筋を握ると足関節が底屈するのが正常であるが，断裂の場合はこれがみられない（Thompson test 陽性）。
- ランニング中または跳躍時に起こり，中年男性およびアスリートに最も多い。
- 非常にまれではあるが，フルオロキノロン系薬，シプロフロキサシンなどの抗菌薬は，高齢者でステロイドと併用している場合，断裂を誘発する可能性がある。
- 近年，手術療法の割合は減少傾向にあり，保存療法に早期運動療法を組み合わせることにより再断裂率が低下しているため，症例に応じて治療法を選択することが肝要である。

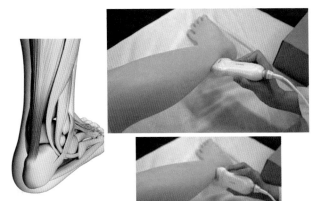

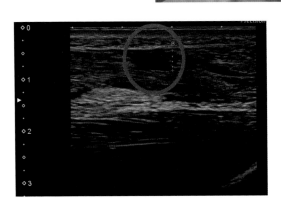

● 腱の間に不整な無エコー域。

筋層内血腫（下肢）

- 筋層内血腫は，外傷や抗血栓療法，血管腫や筋肉内腫瘍などが誘因として考慮される。

- 在宅診療や施設では高齢者が多いため，抗血栓療法中の下肢の疼痛の場合は鑑別に挙げる必要がある。

- 外傷では筋肉が損傷した場合，広義での筋挫傷と呼ばれるが，筋肉への直達外力によるものを狭義の筋挫傷，筋肉に自己の遠心性収縮が加わり筋肉や筋腱移行部を損傷したものを肉離れと呼び，区別する場合が多い。

- 外傷後の適切な処置が行われないことで，筋層内血腫となることもある。

- サッカーやラグビーなどでは大腿前面に好発する。

- 治療は手術となることが多い。

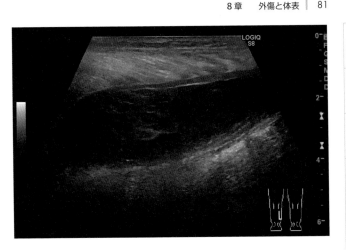

- 筋層内硬結部位に無エコー域。
- 内部は無エコーと充実像混在。
- 充実像は凝血塊など。
- 画像は下腿。

1章
2章
3章
4章
5章
6章
7章
8章

皮下膿瘍

- 皮下膿瘍は，宿主防御機構の障害（例：白血球機能の障害），外傷，異物の存在，組織の虚血または壊死，血腫または組織内への過度の体液貯留などが原因である。

- 症状と徴候は，疼痛，熱感，腫脹，圧痛，発赤である。

- 原因菌は，黄色ブドウ球菌(*Staphylococcus aureus*)が多く，治療は外科的排膿が基本で抗菌薬治療の併用も必要となることが多い。

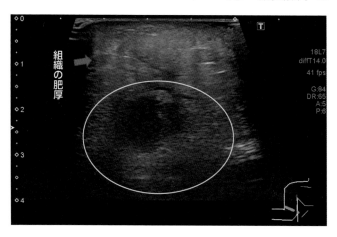

- 痛部・硬結部位に不整形な低エコー域。
- 内部は比較的均一。
- 周囲組織のエコーレベル上昇。
- 皮下組織の肥厚（炎症所見を伴う）。

足関節靱帯損傷（前距腓靱帯損傷）

- 足関節靱帯損傷は，スポーツ中や歩行中などに足関節に過度の捻り外力が加わって生じるものである。
- 放置しても問題ないものから，自然治癒が期待できない完全断裂まである。
- 大半は前距腓靱帯の損傷である。
- 診断としては，視触診が最も有効で圧痛部位の確認となる。
- 単純 X 線は，骨折との鑑別に有用である。
- 熟達した読影であれば，MRI も有用である。
- 近年は超音波による評価が普及しつつある。
- 治療としては，保存治療を主体とする。
- 受傷直後は，RICE（Rest〈安静〉，Icing〈冷却〉，Compression〈圧迫〉，Elevation〈挙上〉）の原則に従う。
- 疼痛や不安定感が残存し日常生活に支障をきたす場合や，スポーツなどの競技に支障をきたす場合は手術を考慮する。

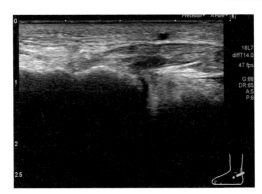

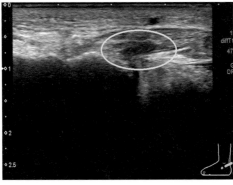

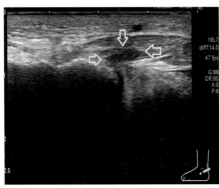

- 靱帯の線状高エコー消失。
- 低エコー域を認める。

索　引

◉監 修◉

阪本 雄一郎（さかもと・ゆういちろう）

佐賀大学医学部附属病院 高度救命救急センター　教授
2008 年　日本医科大学千葉北総病院 救命救急センター　病院講師
2010 年　佐賀大学医学部 非常災害医療学講座（寄附講座）　教授
2010 年　現職

◉著◉

中山 紫季（なかやま・しき）

医療法人社団高邦会高木病院 救急医療部　副部長
2007 年　福岡大学薬学部薬学科 卒業
2014 年　東海大学医学部 卒業
2016 年　佐賀大学医学部附属病院 高度救命救急センター　医員
2020 年　現職

◉協 力◉

寺﨑 裕子　（医）社団高邦会高木病院 検査技術部 室長

カラー
すぐわかる
救急 ポータブル超音波診断入門

2023年2月26日　初版第1刷発行

監修者　阪本雄一郎
著　者　中山紫季
発行人　西村正徳
発行所　西村書店
　　　　東京出版編集部
　　　　〒102-0071 東京都千代田区富士見2-4-6
　　　　Tel.03-3239-7671　Fax.03-3239-7622
　　　　http://www.nishimurashoten.co.jp

印　刷　三報社印刷株式会社
製　本　株式会社難波製本

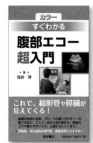
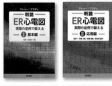